Smoothies

„Anti – Aging – to go"

SMOOTHIE-REZEPTE FÜR IHR ANTI-AGING ABNEHMEN UND DIÄT, ENTSCHLACKEN UND ENTGIFTEN, FÜR MEHR WOHLBEFINDEN UND ENERGIE

Die Magie von Smoothies

66 Rezepte zum Verlieben

von M. Rockit

Inhalt

Vorwort:

Der Smoothie – das gesunde Trendgetränk.
Wer hat morgens schon genug Zeit zum
Frühstücken? Wer kennt das nicht … Stunden später
bekommt man eine Heißhunger-Attacke und isst die
gesamten Vorräte auf.
Das können Sie ab sofort ändern.
Mit schnellen, leckeren Vitaminbomben, die Sie
überallhin mitnehmen können.
Sozusagen
„Anti – Aging – to -- go".

Was darf gemixt werden?

Gemüse, Obst und Gewürze und das nach Lust und
Laune. Hier ein Tipp: Probieren Sie es aus und lassen
Sie sich überraschen.
Der größte Vorteil von Smoothies: Der Körper wird mit
gesunder Energie und vielen lebenswichtigen
Vitaminen versorgt.

Experten empfehlen fünf Portionen Obst und Gemüse
pro Tag. Mit Smoothies geht das sehr einfach und ist
extrem lecker!

Was brauchen Sie

Einen Smoothie-Maker oder einen Mixer,

ein Schneidebrett, ein Obstmesser, einen Obst- und Gemüseschäler.

Ich wünsche Ihnen viel Spaß mit den folgenden Rezepten und hoffe, Sie zum Experimentieren für eigene Kreationen angeregt zu haben.

Ich habe mit Absicht keine Fotos der Smoothies abgebildet, denn je nach Farbe des Obstes/Gemüses können die Smoothies variieren. Und Ihr Smoothie ist eventuell schmackhafter, auch wenn er nicht so schön aussieht ;-).

Definition von

Anti-Aging

Als Anti-Aging bezeichnet man Anwendungen und Maßnahmen, welche den biologischen Prozess des Alterns (zum Beispiel Falten, Augenringe) hinauszögern sollen.

Bei Anti-Aging steht deshalb an allerhöchster Stelle eine gesunde Ernährungsweise, die mit Sport kombiniert werden soll. Wer sich fettarm, eiweiß- und ballaststoffreich, aber vor allem abwechslungsreich und ausgewogen ernährt, erhält sich damit eine straffe Haut und ist in den Prozess des Anti-Agings voll integriert. Auch der Kreislauf kann von dieser Ernährungsweise nur profitieren. Die Gefahr, einen Herzinfarkt oder andere altersbedingte Krankheiten zu bekommen, sinkt erheblich. Besonders gerne verweist man hierbei auf die fernöstliche oder auch mediterrane Küche.

Des Weiteren sollte darauf hingewiesen werden, dass UV-Strahlen die Haut schneller altern lassen. Aus diesem Grund sollte man sich nur gut geschützt in die Sonne oder den Halbschatten legen. Ebenso wirkt sich die Einnahme von Nikotin negativ auf den Körper und die Haut aus. Raucher sehen älter aus. Das Aufhören mit dem Rauchen trägt somit einen Schritt zum Anti-Aging bei.

Quelle: http://www.info-magazin.com/?suchbegriff=Anti-Aging

Folgenden Vitaminen werden

Anti – Aging –

Wirkungen zugeschrieben

VITAMIN B2 (RIBOFLAVIN)

VITAMIN B2 befeuchtet die Haut und hilft bei der Zellatmung. Es hilft bei trockener und juckender Haut, **Wo finde ich B2:** in Joghurt, Eiern, Brokkoli, Austern, Sojabohnen, Pilzen.

VITAMIN B3 (NIACIN)

VITAMIN B3 soll vor Hautkrebs schützen, hilft bei Rosacea-Symptomen, verbessert die angeborene Barriere Ihrer Haut und verringert die Talgproduktion. **Wo finde ich B3:** in Tomaten, Hühnerbrust, Thunfisch, Eiern, Kartoffeln, magerem Rinderhack.

VITAMIN B5 (PANTOTHENSÄURE)

VITAMIN B5 hilft Ihrer Haut, jünger und frischer auszusehen.

B5 befeuchtet Ihre Haut.
Wo finde ich B5: in Hülsenfrüchten, Fischen, Pilzen, Käse, magerem Schweinefleisch, Eiern.

VITAMIN B6 (PYRIDOXIN)

Vitamin B6 hilft durch seine steuernden Eigenschaften der Hormone bei trockener Haut, Akne und Ekzemen.
Wo finde ich B6: in Wassermelonen, Spinat, Bananen, Brokkoli, Hühnerbrust, und weißem Reis.

VITAMIN B7 (BIOTIN)

VITAMIN B7 behält die Feuchtigkeit Ihrer Haut, steigert die Fettsäure-Produktion, hilft bei Reizungen und Juckreiz.
Wo finde ich B7: in Blumenkohl, grünen Erbsen, Mandeln, Walnüsse, Sojabohnen, Lachs

Quelle: https://ogaenics.com

VITAMIN C

Vitamin C unterstützt das Immunsystem, hilft bei UV-
Schäden an der Haut, minimiert die Melanin-
Produktion (gut bei Pigmentstörungen) und vermindert
die Trockenheit der Haut. Außerdem trägt Vitamin C
zur Kollagenbildung bei.
Wo finde ich VITAMIN C: in Guaven, Orangen,
Grapefruit, Erdbeeren, Kiwis und roten Paprika.

Vitamin C in Kombination mit Zink ist auch ein großes
Zusatztriebwerk für ihr Abwehrsystem.

VITAMIN D

Vitamin D hilft der Haut, Zellen zu erneuern,
kontrolliert ihren natürlichen Schutzmechanismus und
hilft bei der Regeneration von ersten Altersanzeichen.
Wo finde ich VITAMIN D: in Joghurt, Lachs, Käse,
Eigelb und Lebertran

VITAMIN E

Vitamin E hilft, die Hautfestigkeit zu verbessern, hellt
dunkle Flecken auf, verkleinert feine Linien/Falten und
vermindert die Rauheit der Haut.

Wo finde ich VITAMIN E: in Avocados,
Sonnenblumenkernen, Garnelen, Tofu, Weizen und
Mandeln.

VITAMIN K

Vitamin K glättet die Augenfalten, schützt die Spannkraft der Haut und hilft bei der Dezimierung von Augenringen.
Wo finde ich VITAMIN K: in Brokkoli, Spinat, Rosenkohl, Käse, Fleisch und Eiern.

Quelle: https://ogaenics.com

Rezepte für

Ihr

ANTI – AGING

„TO GO"

1. Grüner – Smoothie

Zutaten:

2 kleine	Ananas
3 kleine	Bananen
2	Kiwis
210 ml	Orangensaft
1,5 Handvoll	Spinat

Zubereitung

Arbeitszeit: ca. 11 Min.
Zubereitungszeit: ca. 6 Min.
Schwierigkeitsgrad: simpel
Kalorien p. P.: keine Angabe

Zubereitung

Ananas putzen, Strunk entfernen, Fruchtfleisch und Orangensaft pürieren. Bananen und Kiwis abschälen, zugeben und pürieren.
Jungen Spinat zugeben und pürieren

2. Grüner - Smoothie 2

Zutaten

2 kleine	Bananen
1	Mango
1 Handvoll	Blattspinat
0,5TL	Öl (Kokosöl)
110 ml	Apfelsaft
110 ml	Wasser

Zubereitung
Arbeitszeit: ca. 11 Min.
Zubereitungszeit: ca. 6 Min.
Schwierigkeitsgrad: simpel
Kalorien p. P.: keine Angabe

Zubereitung
Zutaten mixen und genießen.

3. Orangen – Himbeere – Smoothie

Zutaten

260 g   Himbeeren

210 g   Naturjoghurt

310 ml   Orangensaft (frisch gepresst)

Zucker

Arbeitszeit: ca. 11 Min.
Zubereitungszeit: ca. 6 Min.
Schwierigkeitsgrad: simpel
Kalorien p. P.: keine Angabe

Zubereitung

Himbeeren und Joghurt 1 Min. pürieren. Orangensaft
hinzugeben, mixen, evtl. süßen.

4. Beeren – Mango - Smoothie

Zutaten

2 kleine	Mangos
70 g	TK-Beeren
210 g	griechischer Joghurt
6 EL	Haferflocken
80 ml	Mandelmilch (Mandeldrink)
1 Handvoll	Nüsse
1 Handvoll	Beeren

Arbeitszeit: ca. 11 Min.
Zubereitungszeit: ca. 6 Min.
Schwierigkeitsgrad: simpel
Kalorien p. P.: keine Angabe

Zubereitung

Mangos abschälen, zerschneiden. Wenig Mango beiseite legen.

Rest in den Mixer füllen, Joghurt, Mandelmilch, Haferflocken und TK-Beeren zugeben, mixen. Mit Nüssen, Mango und Erdbeeren dekorieren.

5. Papaya–Brombeer-Smoothie

Zutaten

1	Apfel
260 g	Brombeeren
70 ml	Apfelsaft
1	Papaya
1,5 EL	Ahornsirup

Arbeitszeit: ca. 16 Min.

Zubereitungszeit: ca. 11 Min.

Schwierigkeitsgrad: simpel

Kalorien p. P.: keine Angabe

Zubereitung

Apfel schälen und klein schneiden.

Brombeeren, Apfel und Saft mixen.

Ein Glas halb mit Brombeerpüree befüllen und zur Seite stellen.
Papaya vierteln, Kerne entfernen, schälen, klein schneiden, pürieren, mit Ahornsirup süßen und das Glas mit dem Püree auffüllen.

6. Bananen- Erdbeer-Smoothie

Zutaten

410 g	**Erdbeeren**
2	**Bananen, reif**
410 ml	Orangensaft

Arbeitszeit: ca. 11 Min.
Zubereitungszeit: ca. 6 Min.
Schwierigkeitsgrad: simpel
Kalorien p. P.: keine Angabe

Zubereitung

Erdbeeren abwaschen, putzen, in einen Mixer füllen. Bananen abschälen, zerschneiden, in den Mixer geben. Orangensaft zugießen, pürieren.

7. Grüner Bananen-Kiwi-Smoothie mit Radieschengrün

Zutaten

70 g	Radieschengrün (1 Bund)
1	Banane, reif
1	Kiwi, reif
160 ml	Orangensaft
1,5 EL	Zitronensaft, frisch gepresst
60 ml	Mineralwasser, stilles oder Leitungswasser
1,5 TL	Öl (Leinöl)

Arbeitszeit: ca. 11 Min.
Zubereitungszeit: ca. 6 Min.
Schwierigkeitsgrad: simpel
Kalorien p. P.: keine Angabe

Zubereitung

Radieschengrün abwaschen, trocken schütteln.
Banane und Kiwi abschälen und zerschneiden, mit Zitronensaft pürieren.
Radieschengrün zerhacken, in den Mixer geben, pürieren. Wasser, Orangensaft und Leinöl zugeben, mixen.

8. Erdbeer – Smoothie

Zutaten

360 g	Erdbeeren, es gehen auch gefrorene
1	Banane
510 ml	Orangensaft
1,5 EL	Honig
4	Erdbeeren als Dekoration

Arbeitszeit: ca. 11 Min.
Zubereitungszeit: ca. 6 Min.
Schwierigkeitsgrad: simpel
Kalorien p. P.: keine Angabe

Zubereitung

Erdbeeren klein schneiden, dann einfrieren. Banane abschälen. Mit Orangensaft, Honig und TK-Erdbeeren pürieren, in Gläser einfüllen, mit je einer Erdbeere verzieren.

9. Sahne - Erdbeer – Smoothie 2

Zutaten

410 g Erdbeeren, und ein paar zum
       Garnieren

50 g Puderzucker

210 g Naturjoghurt

70 ml Sahne

Arbeitszeit: ca. 16 Min.
Zubereitungszeit: ca. 8 Min.
Schwierigkeitsgrad: simpel
Kalorien p. P.: keine Angabe

Zubereitung

Erdbeeren abwaschen, mit Puderzucker, Joghurt und
Sahne in einen Mixer geben und pürieren.

In Gläser einfüllen, mit Erdbeeren dekorieren.

10. Grüner – Energie - Smoothie

Zutaten

1 Handvoll   Radieschenblätter

1   **Banane, reif**

1,5 TL   Zitronensaft

1,5 TL   Leinöl

110 ml   **stilles Mineralwasser**

110 ml   Apfelsaft, naturtrüb

Arbeitszeit: ca. 11 Min.
Zubereitungszeit: ca. 6 Min.
Schwierigkeitsgrad: simpel
Kalorien p. P.: keine Angabe

Zubereitung

Radieschengrün abwaschen, klein schneiden.
Apfelsaft, Leinöl, Zitronensaft, Wasser in den Mixer geben..

Banane abschälen, klein schneiden, in den Mixer geben.

Radieschengrün zugeben und alle Zutaten pürieren.

11. E-B-A-Smoothie

Zutaten

2 Scheiben	frische Ananas
$^1/_2$	Banane
7	Erdbeeren
210 ml	Orangensaft

Arbeitszeit: ca. 11 Min.
Zubereitungszeit: ca. 6 Min.
Schwierigkeitsgrad: simpel
Kalorien p. P.: keine Angabe

Zubereitung

Ananasscheiben kleinschneiden.
Erdbeeren abwaschen, das Grün entfernen.
Banane abschälen und in Scheiben zerschneiden.

Alles in einen Mixer füllen, Orangensaft hinzugeben,
alles mixen.

12. Bananen – Mango - Smoothie

Zutaten

1	Mango, reif
1	**Banane**
260 ml	Orangensaft
510 ml	Naturjoghurt
1,5 EL	Honig
	Eis

Arbeitszeit: ca. 11 Min.
Zubereitungszeit: ca. 6 Min.
Schwierigkeitsgrad: simpel
Kalorien p. P.: keine Angabe

Zubereitung

Mango und Banane zerschneiden, mit den anderen
Zutaten in den Mixer füllen, pürieren, Eiswürfel
hinzufügen, nochmals pürieren.

13. Ingwer Smoothie

Zutaten

0,6 Liter   Maracujasaft

1,5   Zitronen

1,5 TL   Honig

1 EL   Ingwer, gerieben

1   Banane

0,5   Apfel

Arbeitszeit: ca. 11 Min.
Zubereitungszeit: ca. 6 Min.
Schwierigkeitsgrad: simpel
Kalorien p. P.: keine Angabe

Zubereitung

Zitrone auspressen.
Apfel und Banane zerschneiden.

Maracujasaft, Zitronensaft, Honig und Ingwer zufügen,
pürieren.

14. Beeren – Smoothie

Zutaten

50 g   Heidelbeeren

90 g   Himbeeren

1,5 TL   Honig

240 g   Naturjoghurt

Arbeitszeit: ca. 11 Min.
Zubereitungszeit: ca. 6 Min.
Schwierigkeitsgrad: simpel
Kalorien p. P.: keine Angabe

Zubereitung

Blaubeeren pürieren.

Himbeeren, Honig und Joghurt hinzugeben, pürieren.

15. Kiwi - Banane - Smoothie

Zutaten

1,5	Bananen
1	Kiwi
0,6 Liter	Orangensaft
0,5 TL	Honig

Arbeitszeit: ca. 6 Min.
Zubereitungszeit: ca. 6 Min.
Schwierigkeitsgrad: simpel
Kalorien p. P.: ca. 176 kcal

Zubereitung

Banane und Kiwi kleinschneiden, pürieren,
Orangensaft zugeben, mit Honig süßen.

16. Blaubeer - Banane - Smoothie

Zutaten

210 g	Heidelbeeren
1	Banane
230 g	Joghurt, 1,5 % Fett
2,5 TL	Vanillezucker
$^1/_2$ TL	Zucker
110 ml	Wasser

Arbeitszeit: ca. 6 Min.
Zubereitungszeit: ca. 6 Min.
Schwierigkeitsgrad: simpel
Kalorien p. P.: keine Angabe

Zubereitung

Alles pürieren. Kalt anrichten.

17. Himbeer – Smoothie

Zutaten

110 g   Himbeeren

156 g   Joghurt

0,5 TL   Vanillezucker

Arbeitszeit: ca. 11 Min.
Zubereitungszeit: ca. 6 Min.
Schwierigkeitsgrad: simpel
Kalorien p. P.: keine Angabe

Zubereitung

Himbeeren abwaschen.
Die Hälfte der Himbeeren und Joghurt pürieren,
Vanillezucker zugeben.
Die übrigen Himbeeren leicht andrücken und
untermischen.

18. Limetten - Mango - Smoothie

Zutaten

260 g Joghurt, natur

610 g Mangos), reif, abgeschält, entkernt

2,5 EL Limettensaft

1,5 TL Limettenabrieb

2,5 EL Puderzucker

Arbeitszeit: ca. 16 Min.
Zubereitungszeit: ca. 11 Min.
Schwierigkeitsgrad: simpel
Kalorien p. P.: keine Angabe

Zubereitung

Joghurt mit kleingeschnittenen Mangos in den Mixer geben, Limettenschale, Limettensaft, Limettenabrieb und Zucker zugeben, pürieren.

In Gläser einfüllen und mit einer Limettenscheibe am Glasrand anrichten.

19. Kiwi - Bananen - Smoothie

Zutaten

210 g Bananen

230 g Kiwis

110 ml Orangensaft, ohne Fruchtfleisch

40 ml Zitronensaft, ohne Fruchtfleisch

210 g Joghurt

2,5 EL Honig

Arbeitszeit: ca. 16 Min.
Zubereitungszeit: ca. 6 Min.
Ruhezeit: ca. 1 Std.
Schwierigkeitsgrad: simpel

Kalorien p. P.: keine Angabe

Zubereitung

Bananen und Kiwi abschälen, zerschneiden.

Obst pürieren. Nach und nach die beiden Säfte hinzugeben, mixen. Joghurt und Honig hinzugeben, pürieren. Ca. 70 Min. kaltstellen.

In Gläser einfüllen, eine Kiwi oder Bananenscheibe an den Rand des Glases stecken.

20. Bananen – Apfel - Smoothie

Zutaten

1	Banane
1	Apfel
260 ml	Orangensaft
110 ml	Milch
	Zucker

Arbeitszeit: ca. 11 Min.
Zubereitungszeit: ca. 6 Min.
Schwierigkeitsgrad: simpel
Kalorien p. P.: keine Angabe

Zubereitung

Alle Zutaten pürieren, dann gekühlt servieren.

21. Bananen – Orangen – Buttermilch - Smoothie

Zutaten

1	Orange
1	Banane
260 ml	Buttermilch
	Zitronensaft
1,5 TL	Honig

Arbeitszeit: ca. 11 Min.
Zubereitungszeit: ca. 6 Min.
Schwierigkeitsgrad: simpel
Kalorien p. P.: keine Angabe

Zubereitung

Orange und Banane kleinschneiden.

Banane, Orange, Buttermilch und den Zitronensaft pürieren, mit Honig und Zitronensaft abschmecken.

22. Bananen – Papaya - Smoothie

Zutaten

1	Papaya
1	Banane
$^1/_2$	Zitrone
360 ml	Orangensaft
	Ingwer, geriebenen

Arbeitszeit: ca. 16 Min.
Zubereitungszeit: ca. 11 Min.
Schwierigkeitsgrad: normal
Kalorien p. P.: keine Angabe

Zubereitung

Papaya und Banane abschälen, kleinschneiden.
Mit Orangensaft und der Hälfte des Zitronensaftes
pürieren.

In ein Glas einfüllen, den übrigen Zitronensaft und
Ingwer hinzugeben. Mit Obst den Glasrand
dekorieren.

23. Apfel – Banane - Smoothie

Zutaten

2 kleine	Bananen
1	Apfel
1,5 Bund	Rucola
1,5	Zitronen
1 Stück	Ingwer
1	Kohlrabi, die Blätter davon
etwas	Wasser

Arbeitszeit: ca. 11 Min.
Zubereitungszeit: ca. 6 Min.
Schwierigkeitsgrad: simpel
Kalorien p. P.: keine Angabe

Zubereitung

Bananen und Ingwer abschälen und zerschneiden.
Apfel abwaschen zerschneiden. Zitrone auspressen.

Zutaten sowie die abgewaschenen Rucola- und
Kohlrabi-Blätter pürieren.

25. Gelber Kurkuma - Mango Smoothie

Zutaten

0,5	Ananas
1 Stück	Kurkuma
1,5	Mango
1,5 TL	Kokosöl
0,5 TL	Zimt
0,3 TL	Ingwer
310 ml	Mandelmilch
0,3 TL	Vanilleextrakt

Arbeitszeit: ca. 11 Min.
Zubereitungszeit: ca. 6 Min.
Schwierigkeitsgrad: simpel
Kalorien p. P.: keine Angabe

Zubereitung

Ananas zerschneiden.
Kurkumawurzel abschälen, dann reiben, Haushaltshandschuhe tragen.
Mango abschälen, Fruchtfleisch zerschneiden.
Kokosöl, Zimt, Ingwer, Mango, Banane, Mandelmilch und Vanille-Extrakt pürieren, Kurkuma zugeben, dann den Mixer noch zweimal für ca. 21 Sekunden betätigen.

26. Einfacher Bananen - Spinat-Smoothie

Zutaten

160 g	Blattspinat, frischer
160 ml	Orangensaft, frisch gepresst
1,5	Banane
1,5 EL	Mandelmus

Arbeitszeit: ca. 6 Min.
Zubereitungszeit: ca. 6 Min.
Schwierigkeitsgrad: simpel
Kalorien p. P.: keine Angabe

Zubereitung

Blattspinat abwaschen, Bananen abschälen.

Alle Zutaten pürieren.

27. Sommerlicher Melonen – Apfel - Smoothie

Zutaten

210 ml   Apfelsaft

410 g   Wassermelone

1   Limette, Saft und Zesten

3 EL   braunen Zucker

Arbeitszeit: ca. 11 Min.
Zubereitungszeit: ca. 6 Min.
Schwierigkeitsgrad: simpel
Kalorien p. P.: keine Angabe

Zubereitung

Wassermelone in Stücke zerschneiden, dann gefrieren. Gefrorene Melone, Apfelsaft, geriebene Limettenschale, Limettensaft und Zucker pürieren.

28. Waldbeeren – Smoothie

Zutaten

360 ml   Orangensaft

1,5   Bananen, in Scheiben geschnitten, tiefgekühlt

460 g   TK-Beeren

2   Orangen-Scheiben, zum Dekorieren

Arbeitszeit: ca. 6 Min.
Zubereitungszeit: ca. 6 Min.
Schwierigkeitsgrad: simpel
Kalorien p. P.: keine Angabe

Zubereitung

Orangensaft, gefrorene Bananenscheiben und die Waldbeeren pürieren. Den Smoothie in zwei Gläser füllen, Orangenscheiben auf die Glasränder aufstecken.

24. Weintrauben – Nektarinen - Smoothie

Zutaten

1,5	Bananen
2,5	Nektarinen
170 g	Weintrauben
110 ml	Apfelsaft

Arbeitszeit: ca. 11 Min.
Zubereitungszeit: ca. 6 Min.
Ruhezeit: ca. 2 Std.
Schwierigkeitsgrad: simpel
Kalorien p. P.: keine Angabe

Zubereitung

Gekühlte Früchte und Saft mixen.

29. Joghurt – Smoothie

Zutaten

160 g Joghurt

1,5 Pfirsiche

310 g Erdbeeren

4 TL Haferflocken

1,5 Bananen

360 g Milch

Eis

Arbeitszeit: ca. 11 Min.
Zubereitungszeit: ca. 6 Min.
Schwierigkeitsgrad: simpel
Kalorien p. P.: keine Angabe

Zubereitung

Früchte abwaschen, schälen, entkernen, dann pürieren.

30. Pfirsich – Smoothie

Zutaten

2 kl. Dosen	Pfirsiche, und ca. die Hälfte vom Saft
210 g	Naturjoghurt
60 g	Sahne
	Honig

Minze, zum Dekorieren

Arbeitszeit: ca. 11 Min.
Zubereitungszeit: ca. 6 Min.
Schwierigkeitsgrad: simpel
Kalorien p. P.: keine Angabe

Zubereitung

Alle Zutaten pürieren, in Gläser eingießen, mit der Minze dekorieren, zwei Stunden kaltstellen.

31. Pfirsich – Gurken - Spinat- Smoothie

Zutaten

130 g	Blattspinat, frisch
310 g	Pfirsiche
180 g	Salatgurke
110 ml	Mineralwasser, still
2,5 EL	Zitronensaft, frisch gepresst
etwas	Vanille, gemahlene echte

Arbeitszeit: ca. 11 Min.
Zubereitungszeit: ca. 6 Min.
Schwierigkeitsgrad: simpel
Kalorien p. P.: keine Angabe

Zubereitung

Obst und Gemüse abwaschen, kleinschneiden, dann pürieren.

32. Hafer - Früchte - Smoothie

Zutaten

1,5	Bananen
130 g	TK-Beeren
50 g	Haferflocken, zarte
260 ml	Milch
.	Zimt
1,5 TL	Honig
	Als Dekoration:
1 Scheibe	Banane

Arbeitszeit: ca. 6 Min.
Zubereitungszeit: ca. 6 Min.
Schwierigkeitsgrad: normal
Kalorien p. P.: keine Angabe

Zubereitung

Bananen abschälen, zerteilen und mit den anderen Zutaten pürieren.

Smoothie in ein Glas eingießen, mit einer Scheibe Banane am Glasrand dekorieren.

33. Orangen – Bananen - Kiwi - Smoothie

Zutaten

1,5   Bananen

1,5   Kiwis

5   Orangen

Arbeitszeit: ca. 11 Min.
Zubereitungszeit: ca. 6 Min.
Schwierigkeitsgrad: simpel
Kalorien p. P.: keine Angabe

Zubereitung

Bananen abschälen, in kleine Stücke zerschneiden.
Kiwi abschälen und in Stücke zerschneiden. Orangen
auspressen.
Alles pürieren, dann in Gläser einfüllen.

34. Entschlackender - Smoothie

Zutaten

2,5 Handvoll	Spinat
4	Karotten
1	Zitrone, Saft davon
1	Apfel
1,5 Handvoll	Weintrauben
1 Glas	Wasser

Arbeitszeit: ca. 11 Min.
Zubereitungszeit: ca. 6 Min.
Schwierigkeitsgrad: simpel
Kalorien p. P.: keine Angabe

Zubereitung

Gemüse und Obst abwaschen, dann klein schneiden.

Alles in einen Standmixer füllen, mit dem Wasser
aufgießen, pürieren.

35. Kiwi – Apfel – Spinat - Smoothie

Zutaten

260 ml Wasser

1,5 Apfel, grün

40 g Spinat

2,5 Kiwis

0,5 Zitrone, Saft davon

Arbeitszeit: ca. 6 Min.
Zubereitungszeit: ca. 6 Min.
Schwierigkeitsgrad: simpel
Kalorien p. P.: ca. 150 kcal

Zubereitung

Zitronensaft mit dem Wasser, dem Spinat, den abgeschälten Kiwis und dem geschnittenen Apfel im Standmixer pürieren.

36. Bananen – Matcha - Smoothie

Zutaten

1	Banane
1,5 TL	Matcha Tee
etwas	Zitronensaft
3,5 EL	Naturjoghurt
1,5 EL	Honig
90 ml	Wasser

Arbeitszeit: ca. 11 Min.
Zubereitungszeit: ca. 6 Min.
Schwierigkeitsgrad: simpel
Kalorien p. P.: keine Angabe

Zubereitung

Banane abschälen, kleinschneiden, mit Zitronensaft beträufeln.
Zutaten pürieren, dann in ein Glas einfüllen.

37. Blaubeeren – Erdbeer - Smoothie

Zutaten

110 g	Erdbeeren
50 g	Heidelbeeren
310 ml	Milch
25 g	Zucker

Zum Dekorieren:

4 Blätter	Pfefferminze
	Erdbeeren

Arbeitszeit: ca. 6 Min.
Zubereitungszeit: ca. 6 Min.
Schwierigkeitsgrad: simpel
Kalorien p. P.: keine Angabe

Zubereitung

Zutaten, außer Pfefferminze und Erdbeeren, pürieren.
Erdbeeren und Pfefferminzblättern dekorieren.

38. Grüner - Spinat - Pina Colada - Smoothie

Zutaten

1,5	Bananen
1 Scheibe	Ananas
1,5 Handvoll	Spinat, junger
1,5 TL	Blüten - Pollen zum Bestreuen
3/4 Glas	Wasser

Arbeitszeit: ca. 6 Min.
Zubereitungszeit: ca. 6 Min.
Schwierigkeitsgrad: simpel
Kalorien p. P.: keine Angabe

Zubereitung

Banane abschälen, mit der geschälten Ananas in Stücken und dem Jungspinat und mit Wasser pürieren.

In ein Glas eingießen und mit Blütenpollen dekorieren.

39.Wassermelonen – Smoothie

Zutaten

610 g	Wassermelone, gestückelt, ohne Kerne
260 ml	Milch
130 g	Joghurt
1,5 EL	Puderzucker
2 Kugeln	Eis

Arbeitszeit: ca. 11 Min.
Zubereitungszeit: ca. 6 Min.
Schwierigkeitsgrad: simpel
Kalorien p. P.: keine Angabe

Zubereitung

Melone, Joghurt, Milch und Zucker pürieren.

Eiscreme hinzugeben und mixen.

40. Bananen – Himbeer – Kiwi - Smoothie

Zutaten

110 g	Himbeeren
1,5	Bananen
1	Kiwi
70 g	Naturjoghurt
110 ml	Milch
1 Pck.	Vanillezucker
	Mineralwasser

Arbeitszeit: ca. 6 Min.
Zubereitungszeit: ca. 6 Min.
Schwierigkeitsgrad: simpel
Kalorien p. P.: ca. 165 kcal

Zubereitung

Himbeeren, Banane und Kiwi pürieren.
Dann Joghurt, Milch und Vanillezucker zufügen und pürieren.

41. Einfacher Spinat-Smoothie

Zutaten

160 g frischer Blattspinat

160 ml Orangensaft, frisch gepresst

1 Banane

1 EL Mandelmus

Arbeitszeit: ca. 11 Min.
Zubereitungszeit: ca. 6 Min.
Schwierigkeitsgrad: simpel
Kalorien p. P.: keine Angabe

Zubereitung

Den Blattspinat ut waschen und die Bananen schälen.
Dann beide Zutaten in einem Mixer geben und bis zur
gewünschten Konsistenz einige Minuten pürieren.

42. Wassermelonen-Gurken-Smoothie/Slushie

Zutaten

640 g   Wassermelone gewürfelt

110 g   Gurke(n) gewürfelt

8 Blätter   Minze

2 EL   Limettensaft

2 EL   Zucker

60 ml   Wasser

Arbeitszeit: ca. 11 Min.
Zubereitungszeit: ca. 6 Min.
Schwierigkeitsgrad: simpel
Kalorien p. P.: keine Angabe

Zubereitung

Die Wassermelonen-Würfel über Nacht im Kühlfach gefrieren lassen (nur für die Slushie Variante).

Am nächsten Tag einfach alle Zutaten zusammen im geeigneten Mixer einige Minuten pürieren.

43. Ananas-Rote Bete-Smoothie

Zutaten

1 Apfel

210 g Ananas

210 g Rote Bete, gekocht
und geschält

Arbeitszeit: ca. 16 Min.
Zubereitungszeit: ca. 11 Min.
Schwierigkeitsgrad: simpel
Kalorien p. P.: keine Angabe

Zubereitung

Einen Apfel schälen, das Kerngehäuse entfernen und
anschließend grob würfeln.

Ananas und Rote Bete ebenfalls genauso groß
würfeln.

Alles pürieren, in Gläser einfüllen und mit dem
Mineralwasser aufgießen.

44. Heidelbeer-Smoothie

Zutaten

60 g Heidelbeeren

60 g Naturjoghurt

210 g Buttermilch

1 Banane

1 Spritzer Zitronensaft

etwas Zucker oder Agavendicksaft

Arbeitszeit: ca. 11 Min.
Zubereitungszeit: ca. 6 Min.
Schwierigkeitsgrad: simpel
Kalorien p. P.: keine Angabe

Zubereitung

Die Bananen schälen und klein zerschneiden,
die Heidelbeeren gründlich waschen.
Alle Zutaten einige Minuten mixen.

45. Smoothie in Grün

Zutaten

1 Handvoll	Feldsalat
1	Banane
$^1/_2$	Karotte
150 ml	Orangensaft
1 EL	Zitronensaft
1 Stück	Ingwer
$^1/_2$ TL	Leinöl
	Agavendicksaft

Arbeitszeit: ca. 11 Min.
Zubereitungszeit: ca. 6 Min.
Schwierigkeitsgrad: simpel
Kalorien p. P.: keine Angabe

Zubereitung

Den Feldsalat mit Leinöl, Orangensaft und Zitronensaft in den Mixer hinein geben und gut zerkleinern. Ingwer, Banane und Karotte klein schneiden und ebenso in den Mixer geben. Alles gut mixen, bis die gewünschte Konsistenz erreicht ist. Eventuell mit Agavendicksaft nachsüßen.

46. Erdbeer-Rhabarber-Smoothie

Zutaten

2 Stangen	Rhabarber
1	Banane
210 g	Erdbeeren
1 EL	Haferflocken
1 EL	gemahlene Nüsse

Arbeitszeit: ca. 18 Min.
Zubereitungszeit: ca. 16 Min.
Schwierigkeitsgrad: simpel
Kalorien p. P.: keine Angabe

Zubereitung

Den Rhabarber gut waschen, putzen und in gleich große Stücke schneiden.

Die Banane schälen und in Stücke zerteilen.

Die Erdbeeren waschen und putzen und klein schneiden.

Alle Zutaten in den Mixer geben und nur kurz zerkleinern, anschließend
1 Minute auf höchster Stufe pürieren.

47. Salat-Vitamin-Smoothie

Zutaten

75 g	Feldsalat
3 Stängel	Basilikum
1	Banane
1	Kiwi
310 ml	Orangensaft, frisch gepresster
½ EL	Zitronensaft, frisch gepresster
1 EL	Öl
1 Prise	Salz
1 Stück	Ingwer, halsnussgroßes

Zubereitung
Arbeitszeit: ca. 11 Min.
Zubereitungszeit: ca. 8 Min.
Schwierigkeitsgrad: simpel
Kalorien p. P.: keine Angabe

Zubereitung

Den Salat und das Basilikum gut waschen.

Die Banane, die Kiwi und den Ingwer klein
zerschneiden.
Zusammen mit den Säften alles in den Mixer geben
und zerkleinern.

Anschließend Öl und Salz hinzugeben und nochmals
kurz durchmixen.

48. Bloody Smoothie

Zutaten

3	Blutorangen
1	Banane
1 Becher	Naturjoghurt, 3,5 %
1 EL, gehäuft	Waldhonig
1 Spritzer	Zitronensaft

Arbeitszeit: ca. 11 Min.
Zubereitungszeit: ca. 6 Min.
Schwierigkeitsgrad: simpel
Kalorien p. P.: keine Angabe

Zubereitung

Die Blutorangen kurz waschen, halbieren und dann auspressen.
Die Banane schälen und in kleine Stücke schneiden.

Den Orangensaft mit allen anderen Zutaten in einem Mixer klein pürieren.
In Gläser einfüllen und genießen.

49. Erdbeer-Avocado-Smoothie

Zutaten

¹/₂	reife Avocado
etwas	Limettensaft
210 g	Erdbeeren
310 ml	Milch
etwas	Vanillemark
etwas	Agavendicksaft oder Honig

Arbeitszeit: ca. 11 Min.
Zubereitungszeit: ca. 6 Min.
Schwierigkeitsgrad: simpel
Kalorien p. P.: keine Angabe

Zubereitung

Das Avocado Fruchtfleisch mit einem Löffel aus der Schale heben und mit etwas Limettensaft beträufeln. Die Erdbeeren waschen und die Blätter entfernen.

Alle Zutaten mit dem Vanillemark und der Milch im Mixer pürieren.
Mit Limetten- und Agavendicksaft abschmecken. und kühl servieren.

50. Mango-Wassermelonen-Smoothie

Zutaten

$^1/_2$ Wassermelone

1,5 Mangos

6 Himbeeren

30 Heidelbeeren

Arbeitszeit: ca. 16 Min.
Zubereitungszeit: ca. 11 Min.
Schwierigkeitsgrad: simpel
Kalorien p. P.: keine Angabe

Zubereitung

Wassermelone schälen, kleinschneiden, dann entsaften.

Mango schälen, dann kleinschneiden.

Mango und Beeren pürieren, Saft der Melone zugeben.

51. Smoothie mit Blumenkohl, Apfel und Gurke

Zutaten

90 g	Blumenkohlröschen
0,5	Salatgurke, Bio
1	Apfel, grün
2,5 TL	Limettensaft
1,5 TL	Agavendicksaft
260 ml	Wasser

Arbeitszeit: ca. 11 Min.
Zubereitungszeit: ca. 8 Min.
Schwierigkeitsgrad: simpel
Kalorien p. P.: keine Angabe

Zubereitung

Gemüse und Apfel waschen, Kerngehäuse entfernen, dann alles kleinschneiden. Mit Limetten- und Agavendicksaft und Wasser pürieren.

52. Zitronen-Apfel-Smoothie

Zutaten

2	Äpfel, grün
1,5	Zitronen
1	Banane
160 ml	Wasser

Arbeitszeit: ca. 11 Min.
Zubereitungszeit: ca. 6 Min.
Schwierigkeitsgrad: simpel
Kalorien p. P.: keine Angabe

Zubereitung

Obst abschälen, in große Stücke zerschneiden, dann
mit Wasser pürieren.

53. Honigmelonen-Möhrengrün-Smoothie

Zutaten

1,5 Tasse	Möhrengrün
3/4	Zucchini
0,5	Honigmelone
2,5 EL	Agaven-Dicksaft
	Wasser

Arbeitszeit: ca. 11 Min.
Zubereitungszeit: ca. 6 Min.
Schwierigkeitsgrad: simpel
Kalorien p. P.: keine Angabe

Zubereitung

Möhrengrün abwaschen, von den Stängeln entfernen.
Zusammen mit der kleingeschnittenen Zucchini und
der Honigmelone in einen Mixer füllen.
Agavendicksaft zufügen und mit Wasser bis zur 1-
Liter-Marke befüllen, dann pürieren.

54. Avocado-Ananas-Smoothie mit Petersilie

Zutaten

1	Avocado
3/4	Ananas
1,5 Bund	Petersilie
1,5	Zitrone, Saft
260 ml	Wasser

Arbeitszeit: ca. 11 Min.
Zubereitungszeit: ca. 6 Min.
Schwierigkeitsgrad: simpel

Kalorien p. P.: keine Angabe

Zubereitung

Avocado abschälen, den Kern entfernen. Ananas abschälen, in Stücke zerschneiden. Zutaten pürieren.

55. Kohlrabi-Smoothie mit Grapefruit und Banane

Zutaten

7 große	Kohlrabi-Blätter
1,5	Grapefruit
1	Banane
	Wasser

Arbeitszeit: ca. 11 Min.
Zubereitungszeit: ca. 6 Min.
Schwierigkeitsgrad: simpel
Kalorien p. P.: keine Angabe

Zubereitung

Grapefruit abschälen und in vier Stücke zerschneiden. Banane abschälen und durchschneiden. Die Kohlrabi-Blätter abschneiden.
Alles in einen Mixer füllen, mit Wasser bis zur 1-Liter-Marke befüllen. 2,5 Minuten auf höchster Stufe pürieren.

56. Himbeer-Erdbeer-Smoothie

Zutaten

210 g TK-Erdbeeren

110 g Himbeeren

3,5 EL Zucker

310 ml Milch

80 g Crème fraîche

1 Pck. Vanillezucker

Arbeitszeit: ca. 6 Min.
Zubereitungszeit: ca. 6 Min.
Schwierigkeitsgrad: simpe
Kalorien p. P.: keine Angabe

Zubereitung

Alle Zutaten pürieren.

57. Kirsch-Smoothie oder Kirsch-Joghurt-Getränk

Zutaten

210 g	Kirschn, _ohne Stein
310 g	Joghurt
2 gestr. EL	Honig
2,5 Schuss	Milch

Arbeitszeit: ca. 11 Min.

Zubereitungszeit: ca. 6 Min.

Schwierigkeitsgrad: simpel

Kalorien p. P.: ca. 150 kcal

Zubereitung

Alle Zutaten pürieren.

58. Erdbeer-Bananen-Smoothie mit Joghurt und Haferflocken

Zutaten

110 g Erdbeeren

1,5 Bananen

2,5 EL Haferflocken

210 g Naturjoghurt

60 ml Milch

1,5 TL Honig

Arbeitszeit: ca. 6 Min.
Zubereitungszeit: ca. 6 Min.
Schwierigkeitsgrad: simpel
Kalorien p. P.: keine Angabe

Zubereitung

Banane abschälen, dann kleinschneiden.

Erdbeeren und Bananenstücke pürieren.
Haferflocken, Naturjoghurt und Milch zugeben.
Dann den Honig untermischen, pürieren.

59. Kiwi-Avocado-Apfel Smoothie

Zutaten

1	**Avocado**
2,5	**Kiwis**
1	**Banane**
0,3 Liter	**Apfelsaft**
0,2 Liter	**Wasser**
etwas	**Zitronensaft**

Zubereitung
Arbeitszeit: ca. 11 Min.
Zubereitungszeit: ca. 6 Min.
Schwierigkeitsgrad: simpel
Kalorien p. P.: keine Angabe

Zubereitung

Avocado abschälen, entkernen und zerschneiden.
Kiwi abschälen und zerschneiden.

Banane abschälen und zerschneiden.
Zusammen mit Apfelsaft, Zitronensaft und Wasser
pürieren.

60. Wassermelonen Smoothie

Zutaten

410 g   **Wassermelone**
                 Eis

Arbeitszeit: ca. 6 Min.
Zubereitungszeit: ca. 6 Min.
Schwierigkeitsgrad: simpel
Kalorien p. P.: keine Angabe

Zubereitung

Wassermelone in kleine Stücke zerschneiden, pürieren. Eiswürfel in Gläser geben und mit dem Smoothie angießen.

61. Smoothie aus Kaki, Orange und Tomate

Zutaten

1,5	Kaki
1,5	Orangen, Saft
2 große	Tomaten
1,5	Paprikaschote
1,5 TL	Meerrettich
etwas	Öl
etwas	Minze

Arbeitszeit: ca. 16 Min.
Zubereitungszeit: ca. 6 Min.
Schwierigkeitsgrad: simpel
Kalorien p. P.: keine Angabe

Zubereitung

Kaki, Tomaten und Paprika pürieren, Orangensaft hinzugeben, Meerrettich darauf setzen, mit Minzblättern verzieren.

62. Vitamin Smoothie

Zutaten

1,5 Karotte

1,5 Apfel

2 Stücke Ingwerwurzel

1,5 Orange, Saft

1 Zitrone, Saft

Arbeitszeit: ca. 11 Min.
Zubereitungszeit: ca. 6 Min.
Ruhezeit: ca. 11 Min.
Schwierigkeitsgrad: simpel
Kalorien p. P.: ca. 189 kcal

Zubereitung

Ingwer abschälen, Karotte und den Apfel spülen, alles kleinschneiden, Orangensaft und Zitronensaft zugeben, dann pürieren.

63. Bananen - Himbeer - Pfirsich Smoothie

Zutaten

1,5	Pfirsich
1	Banane
140 g	TK-Himbeeren
etwas	Mineralwasser
wenig	Zucker

Arbeitszeit: ca. 11 Min.
Zubereitungszeit: ca. 6 Min.
Schwierigkeitsgrad: simpel
Kalorien p. P.: keine Angabe

Zubereitung

Pfirsich kleinschneiden, Banane abschälen, klein schneiden, alles pürieren, dann die Himbeeren zugeben, pürieren.

64. Kiwi - Mango - Ingwer – Smoothie

Zutaten

1	Mango
2	Kiwis
1,5	Ingwer
4,5	Orangen
1,5	Limetten
7 Würfel	Eis

Arbeitszeit: ca. 11 Min.
Zubereitungszeit: ca. 6 Min.
Schwierigkeitsgrad: simpel
Kalorien p. P.: keine Angabe

Zubereitung

Ingwer, Mango und Kiwi würfeln.

Orangen und Limette auspressen. Alles mit den Eiswürfeln pürieren.

65. Gurken-Pfirsich-Smoothie

Zutaten

2,5	Pfirsiche
110 g	Salatgurke
60 ml	Wasser, still
210 ml	Kefir
1,5 EL	Traubenzucker

Arbeitszeit: ca. 11 Min.
Zubereitungszeit: ca. 6 Min.
Schwierigkeitsgrad: simpel
Kalorien p. P.: keine Angabe

Zubereitung

Pfirsiche und Salatgurke zerschneiden.
Mit Kefir, Wasser und Traubenzucker pürieren.

66. Himmlischer Engel

Zutaten

2,5 Gläser	Ananassaft
1,5	Banane
1,5	Birne
310 ml	Buttermilch
4	Birne(n) - Spalten als Dekoration

Arbeitszeit: ca. 11 Min.
Zubereitungszeit: ca. 6 Min.
Schwierigkeitsgrad: simpel
Kalorien p. P.: ca. 168 kcal

Zubereitung

Vorbereitung:
Ananassaft eine Stunde vorher ins Eisfach geben.

Banane abschälen, mit der Birne, der Buttermilch und dem Ananassaft pürieren. Dann in vier Gläser füllen und mit je einer Birnenspalte garnieren.

Schusswort

Ich hoffe Sie haben Ihr Anti – Aging Smoothie
gefunden und Sie haben viel Spaß und Freude mit
den Rezepten.

Natürlich sind nicht alle Smoothies ausschließlich als
Anti – Aging Getränk gedacht.

Das Wichtigste im Anti – Aging ist unserer Meinung
nach eine gesunde Mischung des Lebens und der
Leichtigkeit.

Was Sie meiden sollten sind Gifte(Toxine) wie Nikotin
und Alkohol.

Meiden Sie Stress und wenn es Beruflich oder privat
nicht geht Lernen Sie abzuschalten zum Beispiel
durch Meditation und Joga.

Trinken Sie viel Wasser, Tee und eigens gemachte
Säfte. 3- 4 Liter am Tag und Ihr Geist und Ihr ganzer
Körper besonders Ihr Haut wird es Ihnen danken.

Ernähren Sie ausgewogen.

Aber Leben Sie Ihr Leben.

Ich und mein Team wünschen Ihnen Ewige Jugend
und ein langes Leben.

Rock Sie die Wellen des Lebens.

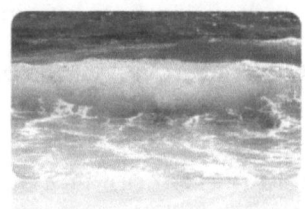

Ihr

Rockit M.

Abkürzungen

G	Gramm
TL	Teelöffel
MI	Milliliter
EL	Esslöffel(Suppenlöffel)
L	Liter
evtl.	Eventuell
n. B.	Nicht Benannt
Msp.	Messerspitze
Pck.	Packung
gestr.	gestrichen
gr.	Groß
Ggf.	Gegebenenfalls
TK	Tiefkühl

Quellen:

1. Eigene Versuche
2. Versuche von Familie und Freunde
3. Chefkoch.de
4. Bilder wurden ausschließlich von https://pixabay.com/de verwendet.
5. Definition Anti – Aging = http://www.info-magazin.com/?suchbegriff=Anti-Aging Folgenden Vitaminen werden Anti – Aging Wirkungen Zugeschrieben = https://ogaenics.com

Wie waren die Informationen?

Solltest Du Gefallen an meinem Buch gefunden haben, wäre ich Dir sehr dankbar für Deine Bewertung. Um eine Bewertung zu hinterlassen,

klicke einfach hier (https://amzn.to/2pPmarB)

und bewerte das Buch mit einigen kurzen Sätzen.

Das dauert nicht länger als 2 Minuten.

Schreibe, was Dir ganz besonders gut gefallen hat und natürlich auch (konstruktiv), solltest Du etwas vermisst haben. Ich lese wirklich jede Bewertung und jedes persönliche Feedback (*info@rdw-traders-club.de*). Das hilft mir dabei, meine Bücher stetig zu verbessern und den persönlichen Kontakt mit meinen Lesern zu intensivieren.

 Auf meiner Facebook Seite, in unserer geschlossenen Gruppe, lade ich Sie gerne ein das wir verschieden aktuelle Erlebnisse Diskutieren können und jeder für sich bewerten kann.

Weil meist gibt es nicht nur eine Wahrheit.
https://www.facebook.com/m.rockit/

Besuche mich auf Homepage:

http://www.rdw-traders-club.de/BUeCHER-VON-RDW

Wenn Du über Aktion und Angebote informiert werden möchtest,
Trage Dich bei unserem Newsletter-dienst ein,

versprochen kein Spam.

http://www.rdw-traders-club.de/epages/80159646.sf/de_DE/?ObjectPath=/Shops/80159646&ViewAction=ViewNewsletterVielen herzlichen

Dank für Deine Unterstützung.

M. Rockit

Rechtliches

Für Fragen und Anregungen:
info@rdw-traders-club.de

BUCHTITEL

Smoothie Rezepte für Ihr ANTI – AGING, Abnehmen und Diät, Entschlacken und Entgiften, für mehr Wohlbefinden und Energie: 66 REZEPTE ZUM VERLIEBEN 66 Rezepte zum Verlieben, Teil 1

Auflage,1   JAHR 2017
© by M Rockit
Herausgeber dieses Buches ist
VERLAG: Rock die Wellen Traders Club
ADRESSE: An der Brenzbahn 6

PLZ, 89073 **ORT**, ULM

Ansprechpartner Rose, Marcus

Steueridentifikation: USt-IdNr.: DE306394148

Lektorat & Korrektorat: RDW – Traders CLUB

Cover: **Germancreative (https://www.fiverr.com/germancreative)**

ISBN-13: **978-1549655432**

Druckerei: Amazon Media EU S.à r.l., 5 Rue Plaetis,

L-2338, Luxembourg

Mein Facebook Seite

https://www.facebook.com/m.rockit/